AF592535

DU BLÉ

SA VALEUR ALIMENTAIRE

EN TEMPS DE SIÉGE ET DE DISETTE

PARIS. — IMPR. E. MARTINET, RUE MIGNON, 2.

HYGIENE PUBLIQUE

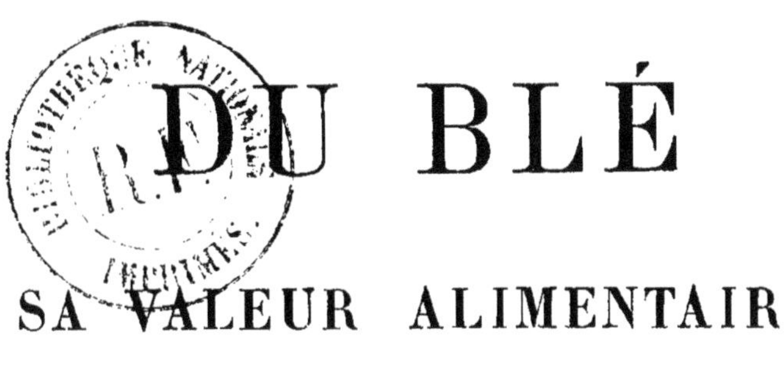

DU BLÉ

SA VALEUR ALIMENTAIRE

EN TEMPS DE SIÉGE ET DE DISETTE

PAR

M. Edme BOURGOIN

Docteur ès sciences et en médecine
Professeur agrégé à l'École supérieure de pharmacie de Paris
Pharmacien en chef de l'hopital des Enfants malades

CONFÉRENCE

FAITE LE 27 DÉCEMBRE 1870, A L'ÉCOLE DE PHARMACIE DE PARIS

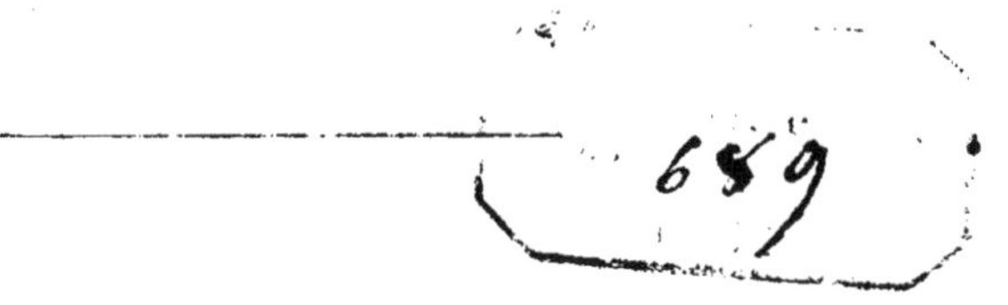

PARIS

ADRIEN DELAHAYE, LIBRAIRE-ÉDITEUR

23, PLACE DE L'ÉCOLE-DE-MÉDECINE

1871

DU BLÉ

SA VALEUR ALIMENTAIRE

EN TEMPS DE SIÉGE ET DE DISETTE

MESSIEURS,

La guerre, la famine, la peste, voilà les trois fléaux les plus redoutables de l'humanité. C'est à dessein que je vous les cite dans cet ordre, c'est-à-dire en commençant par la guerre, car l'histoire nous apprend que tel est l'ordre de succession de ces maux effrayants. Que la France se constitue démocratiquement de manière à rendre toute guerre agressive impossible, et je lui prédis qu'elle n'aura plus guère à redouter les disettes, à plus forte raison la famine, ainsi que les maladies qui en forment le sombre cortége et qui conduisent à la misère.

L'histoire nous apprend également que les peuples les plus heureux et les plus prospères sont ceux qui se sont adonnés avec ardeur aux travaux des champs, à la culture des céréales. Si la dynastie des Pharaons a pu se perpétuer pendant des siècles, cela tient surtout à ce que le sol si fertile de l'Égypte était alors cultivé avec soin, et que le plus grand souci des représentants de cette dynastie était de procurer au peuple une nourriture à bon marché. Dans les premiers temps des républiques de la Grèce, l'agriculture était en grand honneur, et l'exportation des grains était défendue sous peine de bannissement. La même observation s'applique aux premiers Romains, et leurs prodigieuses conquêtes sont dues non-seulement à la forte organisation des légions, mais encore aux soins les plus minutieux apportés à la bonne alimentation des soldats en campagne. Charlemagne, qui fonda l'empire d'Occident, se préoccupa moins d'agrandir outre mesure son empire que de pourvoir à la nourriture de ses sujets : les Capitulaires démontrent amplement cette assertion.

Malheureusement, tous ces exemples, si instructifs, légués par l'antiquité, ont été complétement méconnus au moyen âge. Pendant cette période, vous le savez, les Gaules étaient divisées en une multitude de petites principautés commandées despotiquement par des seigneurs qui se faisaient constamment la guerre entre eux ; comme conséquence, les famines se succédèrent presque sans interruption pendant cette longue période. Puis, la France s'étant peu à peu constituée, les guerres se firent de rois à rois ; aussi les famines alternèrent-elles souvent avec les disettes.

Depuis Charlemagne jusqu'à nos jours, on peut donc, avec M. Bouchardat, distinguer trois périodes :

1° Celle des famines,

2° Celle des disettes,

3° Celle des chertés.

Dans le xe siècle, on ne compte pas moins de dix famines, dont quelques-unes firent périr le tiers de la population. Dans le siècle suivant, le nombre s'élève au chiffre effrayant de vingt-six : en 1021, par exemple, la misère fut tellement grande, que l'on vit des bandes se former, non pour détrousser les voyageurs, mais pour s'en emparer, les tuer et les dévorer.

Au xve siècle, on compte également en France un grand nombre de famines, dues à des guerres continuelles : en 1420, notamment, une multitude de petits enfants moururent de faim dans les rues de Paris.

Si, dans les siècles suivants, les famines furent moins nombreuses, les disettes, par contre, exercèrent de cruels ravages. En 1603, plus de 120 000 individus périrent d'inanition dans la seule ville de Moscou. De 1632 à 1640, la Lorraine fut tellement ravagée par la guerre, que les habitants se réfugièrent dans les bois, se nourrirent de glands, de feuilles, de racines, et retombèrent dans une profonde barbarie.

Ainsi, là où la guerre sévit pendant quelques années, nous voyons apparaître les disettes et la plus grande misère succéder à l'aisance. Si, à notre époque, les disettes sont moins à craindre, en raison des voies rapides de communication dont nous disposons, néanmoins ce sujet mérite au plus haut point de fixer notre attention. En effet, les travaux de Messance, de John Barton, de Mêlier, nous apprennent que la cherté des céréales est une des causes les plus puissantes de la misère, qu'elle exerce la plus funeste influence sur la multiplication des maladies, qu'elle fait baisser le nombre des mariages et diminue les naissances dans une forte proportion. C'est surtout sur l'année vigésimale que porte le déficit. Voici à ce sujet une remarque de Louis Millot pour l'année 1837, tirée de la thèse de M. Bouchardat sur l'alimentation insuffisante :

« Étudiant les années de cherté, les disettes, dans leurs » conséquences éloignées, il fait voir que leur influence » dépopulatrice se retrouve d'une façon très-marquée » à vingt ans de là, sur les jeunes gens appelés au tirage » pour le recrutement de l'armée. L'année vigésimale » correspondante à une année de disette présente tou- » jours un déficit plus ou moins marqué. Telle fut l'an- » née 1837, qui répond à l'année 1817 : on constate pour » cette année un déficit considérable ; et, chose remar- » quable, ce déficit, qui varie, selon les départements, » entre 5 et 17 pour 100, est partout en rapport avec le » prix du blé, c'est-à-dire plus grand là où le blé fut plus » cher vingt ans auparavant, moins grand dans les lieux » où son prix fut plus modéré. »

De ce qui précède, on peut, avec Messance, formuler la proposition suivante : Toutes les fois que le prix du blé augmente, la mortalité devient plus forte, et réciproquement.

Concluons donc avec M. Bouchardat, que, sous le rapport de l'hygiène publique, il faut s'efforcer d'atteindre le but suivant : le pain à bon marché avec des salaires suffisants. En s'efforçant de faire prévaloir cette règle, un gouvernement paternel aura plus fait pour attaquer la misère qu'en cherchant à multiplier les secours et les bureaux de bienfaisance, ou en promulguant des lois pour régler le prix des subsistances.

Il est bien entendu que ces préceptes s'appliquent à un état normal, et que dans des circonstances exceptionnelles, dans une ville assiégée, par exemple, il est indispensable de recourir à des mesures également exceptionnelles. Le gouvernement a alors le droit, je dirai plus, le devoir de réquisitionner toutes les matières de première nécessité. Il faut bien le dire à notre louange, pour arriver à ce résultat, il n'est plus nécessaire de recourir à des arrêtés aussi sévères que ceux qui ont été promulgués à d'autres époques. Pour vous le démontrer, il me suffira de vous rappeler quelques-unes des dispositions prises contre les accapareurs en 1793. Voici l'arrêté des 26 et 28 juillet, à l'époque de la loi du maximum :

« L'accaparement est un crime capital. Il consiste » à retirer de la circulation des marchandises de première » nécessité, à les enfermer dans un lieu quelconque, sans » les mettre en vente journellement et publiquement. » L'accaparement consiste également à faire périr ou » à laisser périr volontairement ces mêmes marchandises. » .... Huit jours après la promulgation de la présente » loi, ceux qui, possédant des marchandises, n'auront pas » fait la déclaration prescrite, seront réputés accapa- » reurs, et, comme tels, punis de mort. Leurs biens seront » immédiatement mis en vente....... Les jugements ren- » dus par les tribunaux criminels, en vertu de la présente » loi, seront sans appel. »

Pour éviter le renouvellement de semblables mesures, il importe de rechercher avec vous les causes des disettes. Elles sont nombreuses, et si quelques-unes d'entre elles peuvent être aisément combattues, d'autres, indépendantes de notre volonté, peuvent être du moins prévues, et par suite évitées.

En première ligne il faut ranger les années pluvieuses, qui favorisent singulièrement le développement des moisissures, aussi funestes aux céréales qu'aux pommes de terre, et qui amènent la coulure au moment même de la floraison. Des météorologistes ont avancé que les mauvaises récoltes étaient en corrélation avec les taches du soleil; mais ce rapprochement est sans valeur, car il suffit de remarquer que pour une même année, si dans tel pays la récolte est mauvaise, elle peut être très-abondante dans telle autre contrée. Cette inégalité annuelle dans les récoltes s'explique aisément si l'on observe que la floraison a nécessairement lieu à des époques diverses, suivant la latitude.

Un fait fort important résulte des observations de M. A. Hugo sur la périodicité des bonnes et des mauvaises récoltes. Voici l'introduction du travail que ce savant publia en 1853.

« Le songe expliqué par Joseph renferme une éternelle » vérité : toujours les vaches grasses sont dévorées par » les vaches maigres; aux années d'abondance succèdent » toujours des années de disette.

» L'observation avait-elle déjà fait connaître aux pa- » triarches hébreux ou aux prêtres égyptiens, dont Joseph,

» pendant sa captivité, a pu recevoir les leçons, cette » grande loi de la nature ? Leur avait-elle indiqué la règle » permanente qui fixe le retour et la succession de ces » époques alternativement heureuses et malheureuses » pour les peuples ? Nous l'ignorons.

» Mais il est certain que l'étude des faits statistiques » relatifs aux céréales, qui se sont produits en France » depuis trente-sept ans, peut suffire à constater et à dé- » terminer en quelque sorte la durée, et par conséquent » la réapparition des périodes composées uniquement de » bonnes années, ainsi que celles où les mauvaises années » se suivent sans interruption.

» Si cette durée était septennale en Égypte, elle paraît » être quinquennale ou tout au plus de six ans en » France. »

D'après la remarque de M. Bouchardat, l'expérience a donné depuis raison à ses prévisions. En effet, le prix du blé en 1852 était de 17 francs environ ; il s'est successivement élevé à 22 francs en 1853, à 28 francs en 1854, à 29 francs en 1855, et à plus de 30 francs l'année suivante. En se basant sur ces données et en admettant que la période soit de six années, on voit que l'année 1871 doit être fertile, et que là où les terres auront été ensemencées, on peut espérer une bonne récolte.

Parmi les autres causes de disette, il faut citer : le déficit des bras agricoles après la guerre ; l'accumulation des ouvriers dans les villes, ce qui augmente, il est vrai, dans une certaine mesure la richesse publique, mais peut devenir funeste quand la balance est rompue dans une trop forte proportion au détriment des campagnes ; l'emploi insuffisant des engrais ; les travaux d'aménagement des eaux qui ne sont pas toujours poussés avec l'activité désirable ; enfin les mauvais procédés de conservation des grains, et surtout l'imparfaite utilisation des principes nutritifs contenus dans le blé.

Pour bien comprendre l'importance de ces deux dernières causes, il importe d'entrer dans quelques détails sur la structure du blé et sur la nature de sa composition chimique.

De toutes les céréales, le blé est la plus importante. Il est cultivé par l'homme pour sa nourriture depuis plus de deux mille ans. Dans certains pays cependant il est remplacé en totalité ou en partie par d'autres graminées qui présentent, du reste, toutes entre elles une grande analogie de composition. Il suffit de jeter les yeux sur le tableau suivant pour vous convaincre que c'est en effet à la belle famille des graminées que presque toutes les populations du globe s'adressent pour constituer la base de leur alimentation :

Europe..........	Blé, seigle, orge, avoine.
Amérique........	Maïs.
Asie............	Riz.
Afrique..........	Blé, millet.
Régions polaires...	Graisse, huile, poisson.

Pour la seule ville de Paris, la consommation moyenne est annuellement de 3 350 090 hectolitres de blé environ.

Le meilleur mode d'emploi du blé exige la connaissance de la nature de ses principes chimiques. Lorsque l'on coupe un grain de blé perpendiculairement à son grand axe, on constate qu'il est entièrement enveloppé d'une cuticule épidermique très-mince constituée par de la cellulose; immédiatement sous cette enveloppe, on trouve un péricarpe sec, jaunâtre, formé de cellules contenant des matières grasses, azotées et minérales ; puis viennent de grandes cellules grisâtres contenant des matières azotées et des phosphates ; enfin la partie centrale, la seule qu'on emploie ordinairement pour faire du pain blanc, est essentiellement constituée par de l'amidon et du gluten. Le blé a donc une composition fort complexe. On peut l'exprimer de la manière suivante :

1° Matières azotées, gluten..	Glutine. Albumine végétale. Fibrine végétale. Caséine. Céréaline.
2° Matières non azotées....	Amidon. Dextrine. Glycose. Cellulose.
3° Matières inorganiques...	Phosphates de chaux. Phosphates de magnésie. Sels de potasse et de soude. Silice.

Vous voyez que le blé renferme les éléments nutritifs qui doivent faire partie d'un aliment complet, comme vous l'indique le tableau suivant, sur lequel j'ai insisté dans notre précédente conférence :

Aliment complet...	Matières inorganiques (eau et sels). Matières organiques azotées. Matières organiques non azotées.

Il semble donc que le blé puisse à lui seul suffire à la nourriture de l'homme ; mais l'expérience indique que son usage exclusif, quoique pouvant entretenir la vie, finit par conduire à une alimentation insuffisante. Cela tient à ce que la quantité des matériaux azotés est trop faible relativement aux matières non azotées ou aliments de calorification. C'est précisément l'inverse que l'on observe dans la viande ; et voilà pourquoi l'association de la viande et du pain constitue un bon régime alimentaire.

Indépendamment d'une trop faible proportion de gluten, le blé, tel qu'on l'utilise ordinairement, contient trop peu de chaux et de sel, notamment de sel marin. Or, ce dernier joue un rôle capital dans l'alimentation ; il est à la fois un condiment et un aliment, car il contribue à la formation du suc gastrique, donne au sang une consistance qui favorise les phénomènes d'absorption, et paraît concourir pour sa part à la conservation des globules. On a constaté par expérience que les pigeons nourris avec des aliments privés de sel ne tardaient pas à devenir inféconds. D'ailleurs est-il besoin de rappeler ce fait que, dans certains siéges, l'absence de sel obligea les assiégés à rechercher celui qui était éliminé par les urines? L'emploi du sel n'est donc ni une affaire de luxe, ni le résultat d'une simple habitude, puisqu'il est nécessaire à la nutrition.

A Paris, les approvisionnements de sel sont considérables, et nous n'avons rien à craindre sous ce rapport.

Le blé lui-même ne nous manquera pas non plus pendant longtemps encore ; mais cependant, comme notre approvisionnement est nécessairement limité, il est important de rechercher avec vous quel est le meilleur emploi qu'il convient d'en faire.

Avant de vous indiquer les modifications qui ont été apportées à la mouture et à la panification depuis quelques jours, voyons d'abord comment le grain est utilisé en temps ordinaire.

La première opération consiste à le débarrasser des substances étrangères qu'il contient. Dans l'établissement des hôpitaux de Paris, situé place Scipion, il est réparti d'abord sur une table horizontale, munie de rigoles disposées en zigzag, et animée de va-et-vient : il tombe dans un réservoir, tandis que les matières pesantes, pierres, fer, etc., sont séparées à l'autre extrémité des rigoles. Cet appareil ingénieux, quoique d'une grande simplicité, a été imaginé il y a peu d'années par un simple meunier dont je regrette de ne pas savoir le nom.

Le blé est ensuite amené dans des toiles métalliques en forme de cylindre, animées d'un mouvement de rotation rapide, et là il est débarrassé de toutes les poussières qu'il contient encore. Il faut voir fonctionner ces appareils pour avoir une idée de la grande quantité de matériaux étrangers que renferme le blé, tel qu'il est livré par l'agriculteur.

Dans l'usine Cail, on a simplifié ces deux opérations en effectuant le nettoyage en une seule fois au moyen des appareils Fili.

Le blé, parfaitement propre désormais, est écrasé entre deux meules horizontales, munies de rainures disposées d'une manière générale dans la direction des rayons, c'est-à-dire de la circonférence au centre, rainures ayant surtout pour but d'empêcher l'échauffement de la farine.

Celle-ci tombe sur une planche disposée circulairement autour de la meule inférieure, puis elle est amenée dans des cylindres de toiles métalliques ; par suite d'un mouvement rotatoire convenable, la farine blanche passe au travers des mailles, tandis que la partie la plus grossière et la plus légère est rejetée à l'extrémité du cylindre sous forme de son.

La quantité de son ainsi obtenue en temps ordinaire est de 22 à 25 pour 100. Mais il ne faudrait pas s'imaginer que cette matière est inerte ; en d'autres termes, qu'elle ne renferme aucun principe nutritif. Les analyses suivantes vont vous édifier sur ce point :

Amidon et matières sucrées. . . .	70	51
Gluten	12	15
Matières grasses.	1,5	3,5
Ligneux	3	9,7
Sels	2,5	5,7
Eau	11	14
Matières colorantes.	»	1,1
	100	100

D'où il suit que contrairement à ce que vous auriez pu croire, le son renferme plus de matières grasses, de sels et surtout plus de gluten que la farine ; or, ce gluten constitue précisément la partie la plus importante du blé : aussi le son est-il très-propre à la nourriture des animaux, qui l'utilisent merveilleusement, puisqu'ils nous donnent en échange de la graisse et de la chair. Dans le cas actuel, il est naturel de songer à l'utiliser directement pour notre alimentation, et c'est en cela que consistent les modifications qui viennent d'être apportées à la mouture.

Le moyen le plus simple est évidemment de bluter de nouveau le son pour en retirer une nouvelle quantité de farine. Cette opération s'exécute à l'établissement de Scipion au moyen de toiles métalliques munies intérieurement de brosses, de telle sorte que la perte totale n'est plus que de 12 pour 100. A l'usine Cail, on se contente de faire un seul blutage à l'aide de toiles métalliques à mailles moins serrées, de manière à rejeter seulement un dixième sous forme de son, 100 kilogr. de blé donnant par conséquent 90 kil. de farine.

On peut arriver à un rendement plus considérable encore en opérant la décortication du blé. Le meilleur procédé, d'après M. Mège Mouriès, pour arriver à un bon résultat, consiste à humecter le blé avec 5 pour 100 de son poids d'eau salée, qui jouit de la curieuse propriété de ne pas dépasser la membrane embryonnaire ; on enlève ensuite aisément l'enveloppe extérieure à l'aide d'un décortiqueur, et le blé broyé est séparé en deux parties par le blutage : 1° la farine fine, qui provient des parties centrales ; 2° les gruaux, qui représentent les couches extérieures. On fait avec la première et du levain une pâte molle à laquelle on ajoute les gruaux lorsque la fermentation est en partie achevée. Cette division du travail a pour but d'entraver l'action de la céréaline qui se rencontre dans les couches extérieures, et qui jouit de la propriété d'altérer le gluten, de lui faire perdre son élasticité, et par suite de donner un pain lourd, laxatif, ayant perdu par conséquent une partie de ses propriétés nutritives.

Bien que la perte ne soit plus que de 5 à 6 pour 100,

lorsqu'on opère en deux temps, ainsi qu'il vient d'être dit, on obtient du pain de première qualité, sensiblement blanc et donnant lieu à une économie considérable, enfin plus riche en principes alibiles que le pain ordinaire.

Malheureusement l'application complète de ce procédé serait un peu longue dans les douloureuses circonstances où nous nous trouvons; aussi s'est-on avec raison arrêté à la fabrication d'un pain bis fait avec une farine à 90 pour 100 de rendement. Ne vous y trompez pas, ce pain est d'excellente qualité: il est moins blanc, c'est vrai, mais il est plus nourrissant, ce qui n'est pas à dédaigner.

Enfin, si l'on veut utiliser complétement le blé jusqu'à la dernière parcelle alimentaire, on peut le consommer en nature, soit sous forme de blé grillé, à la manière des Romains, soit simplement cuit à la manière du riz.

D'après M. Gauldrée Boilleau, on prépare un aliment fort nutritif, que l'auteur désigne sous le nom de bouillie romaine, de la manière suivante : Le blé, bien nettoyé, est directement soumis à l'action de la chaleur jusqu'à ce qu'il soit devenu sec et cassant, tout en prenant grand soin qu'aucun grain ne soit brûlé, ce qui donnerait un goût désagréable à l'aliment; on le réduit ensuite en poudre à l'aide d'un moulin à café, puis on le délaye dans de l'eau et l'on chauffe sur un bon feu, en remuant continuellement la masse : celle-ci s'épaissit, foisonne. On ajoute de temps en temps de l'eau froide pour empêcher le mélange de devenir trop épais, et après trente minutes d'ébullition l'aliment est cuit au degré voulu. On ajoute du sel et, au besoin, un peu de poivre. Cette bouillie se conserve sans altération pendant plusieurs jours.

D'après M. A. Vignal, dans plusieurs de nos départements du Midi, le blé en nature occupe depuis longtemps une large place dans l'alimentation publique.

M. Grimaux (de Caux) rapporte qu'au siége de Venise, il put se nourrir avec une ou deux cuillerées par jour de la préparation suivante :

« Pour utiliser le blé en grain comme aliment, quand » on est privé des moyens usuels d'en faire du pain, il est » inutile de le décortiquer. Le décorticage priverait d'ailleurs le grain de la partie nutritive inhérente au son. » Voici ma formule : Mettez le blé à tremper dans de l'eau » de Seine pendant quelque temps, deux heures au moins; » frottez bien les grains les uns contre les autres, afin » d'enlever les restes de plume qui adhèrent à l'épiderme » sous forme de poils très-déliés, lesquels viennent surnager par le fait du malaxage ; retirez le blé de son eau » de lavage, faites-le égoutter ; mettez-le à cuire dans un » vase, avec un peu d'eau, et traitez-le absolument comme » du riz. Pour condiment, on peut employer toute espèce » d'aromates. Mais il suffit de sel, de poivre et d'une » pointe d'ail pour obtenir un aliment savoureux, nutritif » et de la plus facile digestion.

» Une cuillerée de grain suffisait à Venise pour remplacer le pain d'une personne, mais il faut tenir compte » des climats. Peut-être à Paris devrait-on doubler cette » ration, quoique ce soit à peu près celle que l'on donne » en riz à un cipaye dans l'Inde. »

Au surplus, les Arabes, depuis longtemps, mettent en pratique un moyen fort simple pour utiliser le blé d'une manière complète. Voici comment ils s'y prennent pour obtenir leur couscous, qui est leur nourriture habituelle :

Le blé mouillé est mis au soleil et recouvert d'étoffes également mouillées. Lorsque le grain est suffisamment gonflé, et sans attendre la germination, ils l'étendent en couche mince et le font sécher au soleil ; puis ils l'écrasent entre deux meules de calcaire dur, de manière à le réduire en fragments gros comme du millet. Cette sorte de gruau, parfaitement séché, est vanné pour éliminer les pellicules, puis ensaché dans des peaux de mouton, ce qui permet de le conserver indéfiniment sous la tente. On le fait cuire en l'additionnant d'un peu de sel et d'un peu de beurre ou de graisse.

Tels sont les divers procédés auxquels on peut avoir recours en temps de siége et de disette, pour tirer le plus grand parti possible du blé.

Il me reste à vous parler de la conservation de cette précieuse substance. En Afrique, le blé entier est mis dans des silos et la conservation est facile, parce qu'il s'agit ici d'un blé dur, moins altérable que les blés tendres, que l'on cultive de préférence en France. Doyère a proposé l'emploi de silos à parois recouvertes de tôle bitumée. M. Gareau conseille d'ajouter à la masse un peu de sulfure de carbone, corps qui provoque la destruction des œufs, des larves et des insectes parfaits. Cette addition n'est pas à l'abri de tout reproche.

A ces moyens, je préfère l'emploi du grenier mobile de Vallery.

Cet appareil se compose d'un grand cylindre disposé horizontalement, de 1400 hectolitres de capacité, dont les douves de bois sont solidement maintenues par des cercles de fer; sur la périphérie sont pratiquées des ouvertures rectangulaires garnies de toiles métalliques. Dans l'axe, se trouve un autre petit cylindre creux également muni d'ouvertures à toiles métalliques. L'intervalle entre les deux cylindres est divisé en huit grandes cases, dont chacune est, à son tour, subdivisée en quatre parties par trois diaphragmes parallèles au fond, de telle sorte que la capacité totale se trouve subdivisée en 32 cases. On imprime à ce système une rotation convenable, et, à l'aide d'un ventilateur, il est aisé d'aérer toute la masse. Les avantages de cet appareil sont les suivants :

1° Aération facile des grains pour prévenir la fermentation.

2° Élimination de tous les insectes qui passent au travers des toiles métalliques, notamment des charançons, qui, comme on le sait, ne peuvent rester au sein d'une masse de blé en mouvement.

3° Emmagasinage du blé dans un espace quatre fois moindre qu'à l'aide des greniers usuels. Sous ce rapport, l'économie est de 25 pour 100.

4° Sécurité complète pour le cultivateur, puisque l'on peut fermer à clef toutes les cases.

Voilà assurément un bon appareil, dont on ne saurait trop recommander l'emploi.

Mais suffit-il de chercher à vulgariser l'emploi des meilleurs appareils pour la conservation du blé ? suffit-il de connaître les meilleurs moyens de mouture, pour nous mettre à l'abri, sinon des famines, qui ne sont plus guère à craindre, tout au moins des disettes et de la cherté des céréales? Non ; car, pour éviter complétement ces fléaux, cause de tant de maux, il faut remonter plus haut. C'est qu'en effet, messieurs, cette question du blé se rattache de la façon la plus étroite à la question sociale : il faut non-seulement produire du blé, mais s'efforcer de le produire à bon marché. Voyez plutôt ce qui se passe à notre époque :

Il y a dix-neuf ans, un sinistre aventurier est venu parmi nous, et il a dit à la France : « Donne-moi ton » argent, donne-moi ton sang; en revanche, tu auras » la sécurité. L'empire, c'est la paix; l'ordre, j'en ré» ponds. » Vous savez tous comment ces promesses ont été remplies. Des millions, que dis-je! des milliards ont été gaspillés sans profit pour l'agriculture, jetés au vent dans des expéditions lointaines, en Chine, au Mexique, employés à former une armée destinée plutôt à soutenir le despotisme qu'à combattre l'invasion. Quelles richesses accumulées, si cet argent avait été utilisé en partie pour l'amélioration du sol! Il est vrai qu'une enquête a été ordonnée pour étudier les souffrances de l'agriculture, mais elle n'a produit que des résultats dérisoires.

Que cet exemple nous serve de leçon, et gardons-nous à l'avenir d'ajouter foi aux paroles de ces sauveurs providentiels, qui ne sont que les contempteurs du droit et les ennemis de la liberté!

Que faut-il donc faire pour assurer la prospérité et ramener l'aisance à un degré inconnu jusqu'ici? Prendre précisément le contre-pied de toutes ces mesures désastreuses; faire en sorte qu'une partie de la nation ne soit pas éternellement condamnée à nourrir l'autre. Je vous disais, dans ma précédente conférence, que chaque individu, étant forcément un consommateur, devait être en même temps un producteur; j'ajoute aujourd'hui, « et au besoin soldat ». Est-il nécessaire de passer sept ans dans des casernes pour apprendre à défendre son pays?

Ma conclusion est celle-ci : Que la France se constitue démocratiquement, et alors elle aura résolu du même coup cet admirable problème :

Produire du pain à bon marché.

FIN.

Paris. — Imprimerie de E. Martinet, rue Mignon, 2. — [121]

www.ingramcontent.com/pod-product-compliance
Ingram Content Group UK Ltd.
Pitfield, Milton Keynes, MK11 3LW, UK
UKHW020540180726
13839UKWH00006B/2622

9 782329 3509